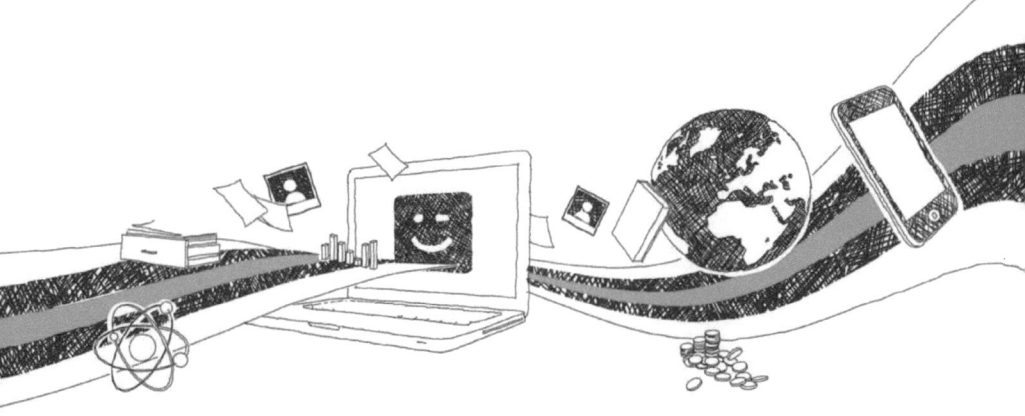
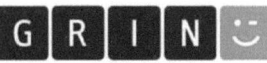

Bibliografische Information der Deutschen Nationalbibliothek:

Die Deutsche Bibliothek verzeichnet diese Publikation in der Deutschen National-
bibliografie; detaillierte bibliografische Daten sind im Internet über http://dnb.d-
nb.de/ abrufbar.

Impressum:

Copyright © 2013 GRIN Verlag, Open Publishing GmbH
Druck und Bindung: Books on Demand GmbH, Norderstedt Germany
ISBN: 978-3-668-08949-5

Dieses Buch bei GRIN:

http://www.grin.com/de/e-book/310358/burnoutprophylaxe-bei-pflegenden-durch-
e-v-a-auf-basis-der-salutogenese

Dirk Chudaska, Timon Lukas Bartkowski

Burnoutprophylaxe bei Pflegenden durch E.V.A. auf Basis der Salutogenese

GRIN Verlag

GRIN - Your knowledge has value

Der GRIN Verlag publiziert seit 1998 wissenschaftliche Arbeiten von Studenten, Hochschullehrern und anderen Akademikern als eBook und gedrucktes Buch. Die Verlagswebsite www.grin.com ist die ideale Plattform zur Veröffentlichung von Hausarbeiten, Abschlussarbeiten, wissenschaftlichen Aufsätzen, Dissertationen und Fachbüchern.

Ökumenische Kooperationsgemeinschaft der Schulen für Kranken- und Kinderkrankenpflege
- Ev. Bethesda Krankenhaus Duisburg
- Johanniter Krankenhaus Rheinhausen
- Evangelisches Krankenhaus Düsseldorf
- Kaiserswerther Diakonie
- Sana Kliniken Düsseldorf

E.V.A reduziert die Burnout Gefahr von Pflegenden im stationären Klinikalltag

Das Gesundheitskonzept E.V.A auf Basis der Salutogenese

Facharbeit
im Rahmen des mündlichen und schriftlichen Examens

Lerneinheit II.7 Grundfragen und Modelle des beruflichen Pflegens und
Lerneinheit II.6 Persönliche Gesunderhaltung

vorgelegt von:

Chudaska, Dirk   Kurs C 10/13

Bartkowski, Timon Lukas Kurs C 10/13

Düsseldorf im Februar 2013

Inhaltsverzeichnis

Einleitung

In unserer Facharbeit behandeln wir die beiden Themenschwerpunkte: LE II.7 Grundfragen und Modelle beruflichen Pflegens und LE II.6 Persönliche Gesunderhaltung. Aus diesen Schwerpunkten formten wir unser Thema für die Facharbeit: „Persönliche Gesunderhaltung und Burnout-Prävention im stationären Alltag".

In dieser Facharbeit möchten wir aufzeigen, dass das Burnout-Syndrom längst kein Randphänomen mehr ist, sondern viele Mitarbeiter in stationären Krankenpflegeeinrichtungen betrifft und große Auswirkungen auf den gesamten betrieblichen Organismus hat. Menschen, die unter Burnout leiden, haben in ihrem beruflichen Alltag hohe Ausfallzeiten und sind unter Umständen nicht mehr in der Lage ihren Beruf auszuüben.

In besonderem Maße sind Mitarbeiter in Pflegeeinrichtungen gefährdet. Sie tragen ein hohes Risiko von Burnout und den damit verbundenen Begleiterscheinungen betroffen zu sein. Im Gegensatz zu anderen Berufsgruppen kommt in Pflegeberufen eine deutliche emotionale Komponente in den verschiedenen und vielfältigen Tätigkeitsbereichen hinzu. Pflege ist Arbeit mit und an Menschen, die Pflege bedürfen. Dies umfasst bei weitem nicht allein die körperliche Pflege, hinzukommen psychologische, soziale und kulturelle Aspekte, um nur einige zu nennen. Der Umgang mit Leid, Krankheit und Sterben sind ebenso Alltag.

Dieser Umstand fordert ein hochsensibles und komplexes Handeln. Pflegehandlungen lassen sich nur schwer funktionalisieren. Das bedeutet, Pflegende haben nur schwer die Möglichkeit sich als Mensch von ihrer Arbeit zu distanzieren. Das bringen viele Tätigkeiten des Pflegealltags mit sich, die ein hohes und individuelles Einlassen auf die Pflegebedürftigen erfordert, um überhaupt gute Pflege gewährleisten zu können.

Es ergab sich für uns daraus die Frage: Wie lässt sich eine Burnout-Prävention in den stationären Klinikalltag integrieren?

Für unsere Daten zur Burnout Problematik bei Pflegenden bedienten wir uns unter anderem der RN4CAST Studie, die von der Catholic Unisversity of Leuven (Belgien) in Zusammenarbeit mit dem Center for Health Outcomes and Police Research (Pennsylvania/USA) vom Januar 2009 bis Dezember 2011 durchgeführt wurde, und explizit Gründe aufzeigt die zum Burnout bei Pflegenden führen. Neben der Begriffsbestimmung von Burnout, erörtern wir kurz das Modell der Salutogenese, welches ihren Ursprung 1970 mit Aaron Antonovsky hat.

Das Modell der Salutogenese ist für uns in den Fokus gerückt, weil es unserer Vorstellung von Gesundheit und Krankheit am nächsten ist. Jedoch bietet dieses Modell kein vorgegebenes Handlungsschema für die praktische Anwendung. Deshalb bedienen wir uns bestimmter Elemente aus Antonovskys Modell, um selbst ein Handlungskonzept für die praktische Anwendung zu erarbeiten.

Damit entwickelten wir unserer Konzept E.V.A. welches zur Persönlichen Gesunderhaltung in stationären Krankenpflegeeinrichtungen eingesetzt werden kann. Es basiert auf einem Punkte-Prämiensystem und soll in den Klinikalltag integriert werden. Somit soll eine erhöhte Motivation für die Teilnahme der Mitarbeiter an E.V.A. erreicht werden.

1. Burnout

1.1 Definition

„Verlust der psychischen und physischen Leistungsfähigkeit eines Helfers, der nicht mehr in der Lage ist, diese Leistungsfähigkeit zu regenerieren. Gekennzeichnet ist Burnout durch eine abgegrenzte Art emotionaler Erschöpfung sowie durch den Verlust positiver Empfindungen und Sympathie oder Achtung für den Patienten; Betroffene wirken gefühllos und abgestumpft." (Menche 2007, 236)

1.2 Diagnostik

Laut der „Internationalen Klassifikation der Erkrankungen" (ICD) ist Burnout keine Behandlungsdiagnose sondern lediglich eine Zusatzdiagnose und rechtfertigt somit keine Einweisung in ein Krankenhaus. Erschwerend hinzu kommt, das Burnout viele Merkmale von anderen psychischen Erkrankungen aufweist und somit schwerer zu erkennen bzw. diagnostizierbar ist. Die gängigste Burnout Diagnose-Methode ist das „Maslach Burnout Inventory" (MBI). Entwickelt wurde der MBI-Fragebogen 1981 von Susanne E. Jackson und Christina Maslach. Bei der Entwicklung des Fragebogens wurde das Hauptaugenmerk auf 3 Dimensionen des Burnouts gelegt:

- Emotionale Erschöpfung

- Depersonalisierung

- Leistungszufriedenheit

Die Befragten haben die Möglichkeit, 22 Fragen über sich und ihren Alltag zu beantworten und können jede Frage/Vorkommnis siebenstufig bewerten (0=nie bis 6=täglich).
(Vgl. Busse/Doblier/Zander)

1.3 Verlauf des Burnouts

Das Burnout Syndrom betrifft besonders Menschen die ihrem Beruf mit Leidenschaft und großer Hingabe ausführen. So ist es kein Wunder, dass das Syndrom viele Charakteristika eines Workaholics aufweist. Überengagement ist hierbei das treffendste Schlagwort. Pflegende möchten ihr erlerntes Wissen praktisch anwenden und jedem Patienten die gleiche Aufmerksamkeit widmen. Es werden Arbeitspausen verkürzt oder ausgelassen und die eigenen Bedürfnisse dauerhaft hinten angestellt, um die Rolle als Helfer perfekt auszuführen. Irgendwann jedoch lassen sich die Bedürfnisse nicht mehr verleugnen. Wird das Überengagement nicht von Kollegen/Vorgesetzten wahrgenommen oder die bevorstehenden pflegerischen Tätigkeiten kollidieren mit der zu Verfügung stehenden Zeit, kommt es zu einer Einbruchsphase.

In dieser Phase wendet sich der Betroffene gegen seine Kollegen oder Vorgesetzten, aber vor allem gegen seine Arbeit. Diese erscheint ihm nun wie ein Kampf gegen Windmühlen und erhöht die Frustration. Begleitend für diese Phase sind Symptome wie Müdigkeit und Lustlosigkeit, da sich die vernachlässigten Bedürfnisse jetzt mit voller Härte zurück melden und sich Platz machen. Dies zehrt an den Energiereserven und spätestens an diesem Punkt ist Burnout nicht mehr nur eine Kopfsache, sondern spiegelt sich auch im Körper wieder.
Viele Betroffene rechtfertigen so einen gewissen Hang zum „Krankfeiern", da ihnen ihrer Meinung nach diese extra Tage für ihren Mehraufwand auf der Arbeit zustehen. Reichen diese zusätzlich unrechtmäßig erworbenen Tage nicht aus, werden oft keine weiteren Maßnahmen mehr unternommen oder auch nur in Betracht gezogen, da diese direkt als hoffnungslos eingestuft werden, um den stressigen Arbeitsalltag irgendwie zu kompensieren. Ist es erst einmal so weit gekommen, verstärken sich die bis hierhin aufgetretenen Symptome und schaffen somit eine Eintrittspforte für andere Krankheiten.

Im Zusammenspiel schaffen die oben erwähnten negativen Einflüsse ein depressives Loch das nicht nur die Arbeit betrifft, sondern auch das Privatleben und das weitere soziale Umfeld umfasst und sich immer weiter ausdehnt. Bietet das Privatleben nun auch nicht mehr nur den geringsten Rückzugsort oder die Möglichkeit zur Regeneration, kann dies bei einigen Betroffenen die Hemmschwelle des Medikamenten-/Alkohol -missbrauchs senken. (Vgl. Menche 2007, 236f.)

1.4 Burnout bei Pflegenden

Die steigende Gefahr von Burnout wurde 2011 in einem ersten Bericht der Registered Nurse Forecasting (RN4Cast) dargelegt.

„Insgesamt wurden in 13 europäischen Ländern mehr als 34000 Pflegepersonen aus mehr als 500 Krankenhäusern in die Studie eingeschlossen. Mit diesem Volumen stellt RN4Cast die bisher weltweit umfangreichste Studie im Bereich der Pflegepersonalplanung dar." (Bäumler, Z. 9 ff.)

Allein in Deutschland wurden 1510 Pflegefachkräfte in 50 Krankenhäusern zu verschiedenen Facetten ihres Pflegealltags befragt. Die Studie machte es sich zur Aufgabe herauszufinden, inwieweit die Arbeitssituation in deutschen Krankenhäusern Einfluss auf die durchgeführte Arbeit und die Arbeitszufriedenheit des Pflegepersonals hat. RN4Cast bedient sich des MBI als internationales Mittel der Wahl, so soll eine fehlerhafte Datenanalyse vermieden werden. Als Ausgangswert wurden Ergebnisse einer vorangegangenen Studie genutzt, welche bereits vor 11 Jahren durchgeführt wurde. Lagen die Werte für Unzufriedenheit und Burnout um die Jahrhundertwende noch bei 15 beziehungsweise 17%, konnte 2010 ein rasanter Anstieg auf 33 beziehungsweise 38% festgestellt werden. Dies entspricht einer Steigerung um mehr als 100% der einzelnen Ergebnisse.

Die von der RN4Cast Studie als stark Burnout gefährdet eingestufte Pflegekräfte 93% (82% aller Befragten), gaben an, dass es nicht genügend Personal gibt, um eine qualitativ hochwertige Pflege zu leisten. 80% aller Befragten gaben an, dass noch nicht mal die täglich anfallende Pflegearbeit zu bewältigen sei. Diese Personalknappheit schlägt sich unter anderem in Überstunden nieder, die 36,4 % aller Befragten laut Auswertung im letzten Dienst geleistet haben. Dabei ist davon auszugehen, dass mit den zusätzlichen Stunden versucht wird, die kontinuierlich steigenden Krankheitsausfälle bei den überlasteten Pflegenden abzufangen. Die in der Literatur oft vertretene Meinung, dass die als hochbelastet eingestuften Menschen oft die engagiertesten Arbeitskräfte seien, die durch ständige Mehrarbeit Gefahr laufen „auszubrennen", lässt sich auch mit den Ergebnissen aus RN4Cast belegen. Massiven Stellenstreichungen von 50.000 Vollkraftstellen in den Jahren 1996 bis 2008, liefert eine mögliche Erklärung für die drastische Steigerung der Burnout-Problematik. Spätfolgen des Stellenabbaus sind Einbuße an Ausbildungskapazitäten und ein deutlich reduzierter und statistisch überalterter Personalbestand, der zwangsläufig zu höheren Arbeitsbelastungen führt. (Vgl. Busse/Doblier/Zander)

„Nachteilige Auswirkungen auf die Sicherheit der Patientenversorgung wurden in Kauf genommen, bzw. es wurde darauf vertraut, dass das „übrig gebliebene" Pflegepersonal auch weiterhin eine qualitativ hochwertige Pflege leisten kann. Bei der Berechnung der Einsparungen hätte absehbar sein können, dass eine Arbeitssituation die Folge sein wird, in der das Pflegepersonal an seine Grenzen und weit darüber hinausgehen muss, und dass dieser Zustand zwangsläufig Auswirkungen auf die Arbeitsleistung haben wird." (Vgl. Busse/Doblier/Zander 98)

2. Salutogenese

2.1 Definition

"Das Wort Salutogenese (lat. von salus = Unverletztheit, Heil, Glück und griech. génesis = Entstehung) bedeutet Gesundheitsentstehung und wurde von dem israelisch-amerikanischen Medizinsoziologen Aaron Antonovsky (1923-1994) in den 70er Jahren geprägt. Der Begriff ist analog gebildet zu dem Begriff Pathogenese (griech. páthos = Schmerz, Leid), der die Leh-re der Entstehung von Krankheit bezeichnet". (Vgl. Antonovsky 1997)

Das Modell der Salutogenese kann als ein Gegenentwurf gelten, zu der auch heute noch vorherrschenden Perspektive der Medizin, die in erster Linie von einer pathogenen Sichtweise geprägt ist. Eine wesentliche Grundannahme dieser Sichtweise besagt, dass Entstehungsbedingungen von Krankheiten identifiziert werden können. Zu solchen „Pathogenen" gehören z.B. Gendefekte, Bakterien, Viren, Chemikalien/Noxen sowie psychosoziale Faktoren, Stressoren und Risikofaktoren. Es wird davon ausgegangen, dass jede diagnostizierte Krankheit eine bestimmte Ätiologie aufweist und für jede Krankheit entsprechende Therapien abgeleitet werden können, welche die Beseitigung der „Pathogene" vorsehen. Dies sind die wesentlichen Inhalte der Krankheitsbehandlung oder Heilung. (Vgl. Schulz/Wiemann)

Die salutogenetische, auf die Entstehungsbedingungen und Erhaltung von Gesundheit ausgerichtete, Frage jedoch lautet: Wie bleibt ein Mensch gesund bzw. wie kann er seine Gesundheit erhalten und fördern?

Laut Antonovsky ist der Mensch nicht abgrenzbar vollständig krank oder gesund, sondern befindet sich immer dynamisch in einem Kontinuum zwischen den Polen von Gesundheit und Krankheit. Das bedeutet konkret, auch wenn ein Mensch an einer Krankheit leidet, so besitzt er auch gesunde Anteile und im Umkehrschluss, wenn ein Mensch gesund ist, besitzt er immer auch Anteile die krank sind. Antonovsky spricht in diesem Zusammenhang von einem Gesundheit-Krankheit-Kontinuum. (Vgl. Schulz/Wiesmann)

2.2 Charakteristika der Salutogenese

Nach Antonovsky wirken auf den Menschen und seinen Organismus vielfältige Stressoren ein. Stressoren im Sinne Antonovskys sind Lebenserfahrungen und Ereignisse, dem jeder Mensch ausgesetzt ist, die durch: „Inkonsistenz, Unter- und Überbelastung, sowie durch Kontrollverlust gekennzeichnet [ist]" sind. (Vgl.Schulz/Wiesmann).

Stressoren reichen neben größeren Lebensereignissen bis hin zu alltäglichen Ärgernissen. Auf Stressoren reagieren Menschen mit Spannungszuständen, welche positive, neutrale oder negative Auswirkungen auf den Organismus haben. Dies geschieht, laut Antonovsky, bereits im Kindesalter, wo Kinder erlernen mit Spannungszuständen adäquat umzugehen. Im Laufe ihres Lebens erfahren Menschen immer wieder stressreiche, belastende Umstände, die oft nicht vermieden werden können, sondern vielmehr bewältigt oder gelöst werden müssen. Wie jedoch so eine Bewältigung aussieht, ist individuell verschieden und ebenso individuell effizient. (Vgl. Schulz/Wiesmann)

Antonovsky zu Folge richtet sich, ob jemand anfällig für Krankheiten oder in seiner Gesundheit gefördert wird, nach dem jeweiligen individuellen Konzept, wie er seine Spannungszustände bewältigt und mit den Stressoren umgeht. (Vgl. Schulz/Wiesmann, 6)

Dafür zur Verfügung stehen dem Individuum seine Ressourcen, von Antonovsky „Generalisierte Widerstandsquellen" genannt. Im Folgenden sind dies:

- Wissen und Intelligenz
- Ich-Identität
- Rationalität
- Flexibilität und Weitsichtigkeit beim Lösen von Problemen
- präventive Gesundheitsorientierung
- Bewegung und körperliche Aktivität
- physikalische und biochemische (Immunsystem, etc.)
- materieller Wohlstand
- soziale Unterstützungssysteme
- intakte Sozialstrukturen
- eine funktionierende Gesellschaft

Das Individuum selbst muss diese verschiedenen Ressourcen koordinieren, gewichten und organisieren. Die funktionale Gemeinsamkeit der Ressourcen liegt in dem Kohärenzgefühl begründet, das zu einer erfolgreichen Spannungsbewältigung beiträgt. (Vgl. Schulz/Wiesmann, 6)

Das Kohärenzgefühl selbst ist durch drei Merkmale gekennzeichnet:

- Verstehbarkeit
- Handhabbarkeit
- Sinnhaftigkeit

"Das SOC (Kohärenzgefühl) ist eine globale Orientierung, die ausdrückt, in welchem Ausmaß ein durchdringendes, andauerndes und dennoch dynamisches Gefühl des Vertrauens hat, dass (1) die Stimuli, die sich Verlauf des Lebens aus der inneren und äußeren Umgebung ergeben, strukturiert, vorhersehbar und erklärbar sind; (2) einem die Ressourcen zur Verfügung stehen, um den Anforderungen, die diese Stimuli stellen, zu begegnen; (3) diese Anforderungen als Herausforderungen sind, die Anstrengung und Engagement lohnen (2) " (Vgl. Schulz/Wiesmann, 6)

Die Wahrnehmung von Stressoren wiederum hängt von der Ausprägung des Kohärenzgefühls ab.

Die jeweilige Bewältigung des Individuums von stressreichen Erfahrungen erfolgt durch Mobilisierung der Generalisierten Widerstandsressourcen. Die aktuelle Bewältigung vollzieht sich in einem Prozess zwischen Individuum und seiner Umwelt, das heißt, sie ist abhängig von den Gegebenheiten der aktuellen Situation und den einer Person zur Verfügung stehenden Ressourcen.

Als Quintessenz kann gesagt werden, dass ein starkes Kohärenzgefühl die Person befähigen wird, in einer jeweiligen Situation adäquate Widerstandsreserven zu mobilisieren. (Vgl. Schulz/Wiesmann)

2.3 Relevanz der Salutogenese für Pflegende

Insbesondere Pflegende sind während ihrer Tätigkeiten einer Vielzahl von unterschiedlichen Stressoren ausgesetzt. Neben den verantwortungsvollen Tätigkeiten, die der Beruf des Gesundheits- und Krankenpflegers mit sich bringt., wie z.b. die korrekte Vorbereitung und Verabreichung von Medikamenten und Infusionen, Durchführungen von Verbandwechseln u.a. wirken auch, oft nicht planbare, Umgebungsfaktoren wie aktuelle Personalbesetzung, Zeitvorgaben, die vielfältigen individuellen Erwartungen von Patienten, Kollegen, Angehörigen und anderen Berufsgruppen (Ärzte, Physiotherapeuten, u.a.) als Stressor auf den Einzelnen ein.

Hinzu kommen neben rationalen Erfordernissen, auch physische, wie häufiges Gehen und Stehen, Lagern und Bewegen von Patienten sowie psychische, wie der Umgang mit Krankheiten, Leiden und Sterben.

Viele dieser Faktoren lassen sich nur schwer beeinflussen. Mit diesen genannten Stressoren umzugehen, fordert daher vom Einzelnen ein Höchstmaß an Konzentration, Flexibilität und Einsatz seiner Ressourcen und Copingstrategien.

Das Letztere oft nicht ausreichend oder ausgeschöpft sind, lässt sich aus der der RN4CAST Studie schlussfolgern.

Ein Großteil der Anforderungen bzw. Stressoren lässt sich nicht ohne weiteres beseitigen oder benötigt einen großen Zeitraum, genannt seien an dieser Stelle, der nicht vorhandenen oder geringe Einfluss auf die Personalsituation, der von der Politik und den Krankenkassen vorgegebene Finanzrahmen oder die kürzere Verweildauer von Patienten in Krankenhäusern. Deshalb halten wir den Weg über den Aufbau und Ausbau der Widerstandsressourcen des Einzelnen für ein geeignetes und wirkungsvolles Mittel um mit den vorhandenen Gegebenheiten umzugehen und den Stressoren zu begegnen.

Entgegen Antonovsky, der davon ausging dass das Kohärenzgefühl und der Aufbau der Widerstandsressourcen bereits in den beiden ersten Lebensjahrzenten ausgebildet wird und ab dem Erwachsenenalter unverändert bleibt, gehen wir davon aus, dass eine positive Beeinflussung des Kohärenzgefühls und den Aufbau bzw. die Verstärkung der Widerstandsressourcen durch erlenbare Copingstrategien in jedem Alter möglich und auch sinnvoll ist. Schließlich wird hier auch deutlich, wo das Ziel unseres Konzeptes zur Reduzierung von Burnout auf Basis der Salutogenese liegt.

Die in der Pflege tätigen Menschen, sollen Fähigkeiten und Fertigkeiten erlernen, damit sie:

1. sich ihrer Widerstandressourcen bewusst werden,

2. den Auf- und Ausbau der Widerstandsressourcen erlernen,

3. diese adäquat und gezielt einsetzen können,

4. eine Stärkung des Kohärenzgefühls erreichen und somit

5. Sinnhaftigkeit, Verstehbarkeit und Handhabbarkeit der Anforderungen des Berufslebens erfahren.

Ziel ist letztendlich, auf die vielfältigen Stressoren im Berufsalltag entstehenden Spannungszustände adäquat zu reagieren und diese positiv zu bewältigen, um die persönliche Gesunderhaltung zu gewährleisten oder wiederherzustellen. Damit wird einem Burnout, in bereits beschriebenen Sinn, wirkungsvoll vorgebeugt.

3. E.V.A

3. 1 Definition

E.V.A. steht für

Energie

Verstärkende

Aktivitäten

Der hier verwendete Begriff der Energie im Konzept fasst die Begriffe Widerstandsressourcen und Kohärenzgefühl, wie bei Antonovsky definiert, zusammen und akzentuiert sie auf ihren positiven Charakter.

Verstärkende Aktivitäten bedeutet, dass es sich um solche Aktivitäten handelt, welche dazu geeignet sind, auf die Energie (wie oben definiert) des Einzelnen positiv einzuwirken. Dies kann über Angebote körperlicher und geistiger Aktivität, wie auch über Entspannung erreicht werden.

Angebote, die wir als sinnvoll erachten sowie Anreize und Motivation und ein konkreter Maßnahmen Katalog werden in den einzelnen Unterpunkten dargestellt.

3.2 Ziele des Konzepts

Basierend auf den unter 2. Festgestellten Zusammenhängen, haben wir uns die Frage gestellt: Woran liegt es, dass Pflegende trotz bereits vorhandener Maßnahmen zur Prävention der Gesunderhaltung (Gesundheitsförderndes Krankenhaus sei als Stichwort an dieser Stelle genannt und die Sensibilisierung auf den Themenbereich des Burnout) in zunehmendem Maße von Burnout Symptomen bis hin zur Depression betroffen sind.

Um den genannten Faktoren, wie die prekäre Personalsituation und wachsendes Arbeitsaufkommen sowie den nicht ausreichenden Widerstandsressourcen, zu begegnen, müssen Faktoren hinzukommen, welche die Pflegenden dazu motivieren, das bereits bestehende vielfältige Angebot wahrzunehmen.

Ursachen für die geringe Beteiligung sehen wir in:

1. Pflegende sind nach ihrem täglichen Berufsalltag inklusive verschiedenen Schichten und Überstunden, einfach zu erschöpft, um an diese Angeboten in ihrer Freizeit teilzunehmen.

2. Im Zeitrahmen der zu leistenden Wechselschichten fehlt die nötige (private) Zeit und Konstanz, um die Angebote wahrzunehmen.

3. Die Angebote erfordern zu Beginn erst einmal ein Maß an Aktivität und Überwindung und Einsatz von Ressourcen.

4. Der Nutzen bzw. die positiven Auswirkungen und Veränderungen sind nicht immer unmittelbar und sofort spürbar.

Um diesen Ursachen entgegenzuwirken, halten wir eine Implementierung des Konzeptes E.V.A. in den stationären Klinikalltag für unverzichtbar! Konkret bedeutet dies, dass Angebote während der Arbeitszeit stattfinden müssen. Verpflichtende Teilnahme hingegen lehnen wir ab, da unserer Ansicht nach, dadurch die Ablehnungsschwelle der Mitarbeiter erhöht und somit weiterer Druck ausübt wird, der ja primär verringert werden soll.

Ziel kann nicht sein, den Einzelnen aus seiner individuellen Verantwortung zu entlassen, sich für seine Gesundheit einzubringen, sondern es geht darum die Pflegenden „dort abzuholen, wo sie stehen" und das tun sie in erster Linie im Klinikalltag auf Station. Vielmehr muss der Rahmen zur Gesundheitsförderung an die Gegebenheiten und Bedürfnisse der Pflegenden angepasst werden.

Um trotzdem Pflegende zu bewegen an den Programmen teilzunehmen, sehen wir ein Motivation und Anreizsystem in Form eines Punktekatalogs vor.

3.3 Anreize und Motivation

Da E.V.A. ein Konzept der freiwilligen Teilnahme ist, halten wir Motivationen und Anreize für das Projekt für unumgänglich. Deshalb wird E.V.A. von drei Säulen getragen die wir selbst erarbeiteten, um das Konzept abzusichern. Es nur am Leben gehalten werden, wenn die Teilnehmer es akzeptieren und wahrnehmen.

Die drei Säulen bestehen aus:

- Prämien Punktesystem
- Maßnahmen während der Arbeitszeit
- Maßnahmen für Jedermann

Durch ein Prämien Punktesystem werden die Teilnehmer motiviert weiter an den Maßnahmen teilzunehmen und auf ein Ziel hinzuarbeiten. Auf dem Weg zu diesem Ziel zeigt ihnen der aktuelle Punktestand immer wieder auf, dass ihr Ziel in erreichbarer Nähe ist. Nicht nur durch das Aufzeigen der Punkte wird der Teilnehmer motiviert sondern auch durch ein greifbares Ziel. Dieses Ziel kann von Einrichtung zu Einrichtung unterschiedlich sein und beispielsweise eine Gutschrift auf der Essenskarte des Mitarbeiters sein, wenn dieser zuvor die festgelegte Punktzahl, durch Teilnahme an den Maßnahmen, erreicht hat.

Zudem werden die Maßnahmen während der Arbeitszeit angeboten. So könnten Entspannungsübungen direkt nach der Pause oder bei Arbeitsbeginn eingeführt werden und schweißtreibende Aktivitäten beispielsweise eine halbe Stunde vor Arbeitsende. Wie diese Regelung jedoch umgesetzt wird, muss die Einrichtung später selbst festlegen oder sich bei einem Pilotprojekt herantasten.

Mit dem breitgefächertem Maßnahmenkatalog bietet E.V.A. Aktivitäten für Jedermann und nicht nur für eine ausgewählte Gruppe oder einen aus Statistiken erhobenen Durchschnittsmenschen. Auf diese Art spricht das Konzept einen Großteil von Menschen an, welches wiederum einen erhöhten Zulauf erwarten lässt.

3.4 Punktesystem

Das Prämien-Punktesystem arbeitet, wie es der Name schon sagt, mit dem Prinzip der Belohnung, welches dem Teilnehmer eine zusätzliche Motivation gibt. Diese Punktesysteme, wie sie schon aus Supermärkten oder Krankenkassen bekannt sind, finden großen Zuspruch und konnten sich, wenn auch nicht gleich in dieser Form, bereits erfolgreich etablieren. Das Punktesystem wird individuell an die jeweilige Maßnahme angepasst, da sich die Maßnahmen in Anstrengung, Zeitaufwand oder Entspannung unterscheiden. Auf diese Art wird sichergestellt, dass kein Teilnehmer einen unfairen Vorteil gegenüber anderen Teilnehmern hat, die sich einer anderen Maßnahme bedienen, weil diese ihren Neigungen und Fähigkeiten eher entgegenkommt. Die Maßnahmen werden in Kategorien eingeteilt mit unterschiedlicher Wertigkeit. Kategorie 1 = 1 Punkt pro Aktivität, Kategorie 2 = 2 Punkte pro Aktivität und Kategorie 3 = 3 Punkte pro Aktivität.

Maßnahmen der Kategorie 1, zeichnen sich durch wenig körperlichen Aufwand, keiner bis mittleren Entspannung und einem etwas höherem Zeitaufwand aus.

Maßnahmen der Kategorie 2, zeichnen sich durch mittleren körperlichen Aufwand, einer hohen Entspannung und einem mittleren bis kurzen Zeitaufwand aus.

Maßnahmen der Kategorie 3, zeichnen sich durch hohen körperlichen Aufwand, wenig Entspannung und einem mittlerem Zeitaufwand aus.

Natürlich dient die Kategorisierung der Maßnahmen nur zur Veranschauung und dem besseren Verständnis, da jede Maßnahme von jedem Teilnehmer psychisch und physisch anders wahrgenommen werden kann.

3.5 Maßnahmenkatalog

Bei der Auswahl der Maßnahmen bedient sich E.V.A. nur bewährter und in ihrer Wirksamkeit wissenschaftlich bestätigter Methoden, die der Teilnehmer einmal wöchentlich wahrnehmen sollte. Folgende Maßnahmen/Angebote, kategorisiert nach ihrer Wertigkeit im E.V.A. Punktesystem, stehen den Teilnehmern während der Arbeitszeit zur Verfügung und sollen einen Zeitrahmen von 30 Minuten nicht überschreiten:

-

• Kategorie 1	• Kategorie 2	• Kategorie 3
• Progressive Muskelentspannung nach Jacobsen	• Rückenschule	• Lauftreff

• Kategorie 1	• Kategorie 2	• Kategorie 3
• Massagen (Entspannung/ • Medizinisch)	• Physiotherapie	• Yoga
• Kollegiale Beratung	• Ergotherapie	• Tai Chi
• Vorträge/Workshops	• Gymnastik	• Geräte Training
•	• Geführte Spaziergänge	•

3.6 Einführung in die Praxis

Vorausschicken wollen wir den Hinweis, dass es sich bei unserem Konzept zunächst, um eine rein theoretische Ausarbeitung handelt. Um in den Klinikalltag integriert zu werden, bedarf es weiterer Planungen und Maßnahmen.

Wir stellen an dieser Stelle nur einige Vorüberlegungen an, welche wir für wichtig halten und weisen darauf hin, dass diese weiter ausgeführt werden müssten und nicht vollständig sind. Die Ausarbeitung der noch offenen Fragen, würde den Rahmen dieser Facharbeit übersteigen und verlangt im Einzelnen die Hinzunahme von den entsprechenden Verantwortlichen und fachkundigen Personen.

Unseres Verständnis zur Folge, müssen folgende Fragen vor und während der Einführung des Konzepts geklärt werden:

1. Welche Personen zeichnen als Verantwortliche für die Durchführung desKonzeptes?

2. Wie sieht der finanzielle Rahmen aus? Woher kommen die Mittel zur Anschaffung z.B. von Trainingsgeräten, Material?

3. Wie sieht der Arbeitsrechtliche Rahmen aus, da die Angebote während der Arbeitszeit stattfinden sollen.

4. Kann auf Hauseigene Fachkräfte zur Durchführung der Angebote zurückgegriffen werden? (Physiotherapeuten, Ergotherapeuten, Sozialarbeiter, Psychologen, u.a.)

5. Inwieweit werden Mitarbeiter bereits in die Planung zur Umsetzung einbezogen? (Arbeitsgruppen)

6. Wie wird sichergestellt, dass während der Veranstaltungen ein sicherer und reibungsloser Stationsablauf gewährleistet ist und die Patienten weiterhin versorgt werden?

7. Stand der Burnout Gefährdung zu Beginn des Projektes und Regelmäßige Überprüfung auf Wirksamkeit des Konzepts sind notwendig. Wie und in welchen Zeiträumen sollen dazu Daten erhoben werden?

8. Wie lange soll die Implementierungsphase dauern und das Pilotprojekt insgesamt?

9. Wie und in welcher Form sollen die Mitarbeiter im Vorfeld der Einführung für das Thema Burnout und persönliche Gesunderhaltung sensibilisiert werden?

10. Ist es sinnvoll betriebsfremde Personen zu involvieren, um einen objektiveren Blick auf die aktuelle Situation zu erhalten? (Externe Berater)

4. Fazit

Bei der kritischen Auseinandersetzung mit dem Thema Burnout bei Pflegenden ist uns zunächst deutlich geworden, dass das Phänomen des Burnouts trotz hoher Präsenz in Medien und Gesellschaft kaum durch Studien untersucht und belegt wurde. Das mag zum einen daran liegen, dass etwaige Studien auf längere Zeit angelegt sind und noch keine Ergebnisse vorliegen und zum anderen das sich der Begriff des Burnouts allein über wesentliche Symptome definiert und keine eigenständige Krankheitsdefinition darstellt. Letzteres wird deshalb auch mittels ICD Schlüssel nicht erfasst, so dass keine eindeutigen Zahlen vorliegen.

Die wenigen Studien, die sich mit der Thematik befassten haben wir eingesehen und uns exemplarisch der RN4CAST Studie zugewandt, welche wir als Grundlage und zur Untermauerung unserer Thesen herangezogen haben.

Diese zeigt deutlich ein Anstieg von Burnout-Symptomen bei Pflegenden im Zeitraum des letzten Jahrzehnts mit unterschiedlichen Begründungen.

Unsere subjektive Einschätzung, dass Pflegende stark Burnout gefährdet sind und sich sogar bereits im Burnout befinden, konnte durch diese Studie untermauert werden.

Unserer Einschätzung nach ist diese besorgniserregende Entwicklung jedoch noch nicht in voller Brisanz in der Gesellschaft und den Verantwortlichen angekommen, was zur Folge hat das sich strukturelle Veränderungen sehr langsam vollziehen. Im Bereich des Personalmanagements zeigt sich sogar eher ein gegenteiliger Ansatz, hin zu Personalabbau und zunehmender Rückgriff auf weniger qualifizierte Kräfte.

Neben den geforderten strukturellen und institutionellen Veränderungen (Personalaufbau, Organisation usw.) halten wir nachdrücklich ein Konzept, das Pflegende unterstützt und in ihren Ressourcen stärkt und somit Gesund und auch Arbeitsfähig erhält, für notwendig und richtig.

Dies darf, unserer Meinung nach, nicht allein auf die Pflegenden in ihrer Freizeit übertragen werden, sondern muss von und mit dem jeweiligen Arbeitgeber initiiert und getragen werden. Hier sei der Arbeitgeber an seine Fürsorgepflichten gegenüber seinen Mitarbeitern erinnert. Es kann nicht sein, das auf der einen Seite von den pflegenden Mitarbeitern ein immer höher werdendes Arbeitsaufkommen in kürzerer Zeit mit weniger Personal gefordert wird und auf der anderen Seite nicht wahrgenommen wird, dass diese Anforderungen ihren Tribut fordern, der nicht allein auf den Rücken der Betroffenen zu schultern ist.

Letztendlich profitieren beide Seiten, Arbeitgeber wie Arbeitnehmer, von einem Präventionskonzept auch wenn es zu Beginn in den Bilanzen der Unternehmen, nicht anderes sind Krankenhäuser, finanzielle Ausgaben zu verbuchen geben wird. Aber, unserem Verständnis nach, handelt es sich um eine Investition. Diese rentiert sich durch geringeren Krankenstand, belastbarere und gesündere Mitarbeiter und nicht zuletzt durch qualitative und sichere Pflege.

Resultierend aus dieser höherwertigeren Pflege versprechen wir uns eine steigende Patienten-zufriedenheit die wiederum zu einem höheren Patientenzulauf führt.

Pflegeeinrichtungen, insbesondere Krankenhäuser stehen in einem verstärkten wirtschaftli-chen Wettbewerb und leben in zunehmenden Maße von einer hohen Anzahl von Patienten. Somit schliesst sich der Kreis, da steigende Bettenbelegungen wiederum zu erhöhten Ein-nahmen führen.

In den nächsten Jahren ist zu erwarten, dass sich Burnout, bei unveränderter oder sogar ver-schärfter Personal- und Organisationsstruktur und der zu erwartenden Zunahme pflegebedürf-tiger Menschen, zu einer neuen „Berufskrankheit" bei in Pflegeeinrichtungen beschäftigten Menschen entwickelt. Darauf bereits jetzt zu reagieren halten wir für unverzichtbar und drin-gend geboten.

Das Konzept E.V.A. wie in dieser Facharbeit beschrieben, kann ein weiterer wichtiger Schritt in die richtige Richtung sein, Burnout bereits vor seiner Entstehung zu begegnen. Trotz aller guten Überlegungen kann letztendlich nur die Praxis zeigen, ob E.V.A. die gesteckten Ziele erreicht.

5. Literaturverzeichnis

Literatur
Antonovsky,, Aaron: Salutogenese. Zur Entmystifizierung von Gesundheit. Tübingen 1997.
Menche, Nicole u.a. (Hrsg.): Pflege Heute. Lehrbuch für Pflegeberufe. München. 4., voll-ständig überarbeitete Auflage 2007
Petzold, Theodor Dierk: Praxisbuch Salutogenese. Warum Gesundheit ansteckend ist. Mün-chen 2010.

Internetquellen
Bäumler, Michael: RN4CAST. Nurse Forecasting: Prognosemodelle zur quantitativen und qualitativen Bedarfsplanung von Krankenpflegekräften. Online im Internet: WWW: http://www.mig.tu-berlin.de/?id=52026 (24.01.13)
Busse, Reinhard/Dobler, Lydia/Zander, Britta: Studie spürt Gründen für Burnout nach. Psychische Erkrankungen kommen in der Pflege überproportional häufig vor. Online im In-ternet: WWW:http://www.mig.tuberlin.de/fileadmin/a38331600/2011.publications/2011_zander_P flegezeitschrift_Burnout.pdf (24.01.13)
Schulz, Jörg Dr./ Wiesmann, Ullrich Dr. (Hrsg.) Salutogenese, Der Mensch als biopsy-chologische Einheit 2007. Online im Internet: www: http://www.salutogenese.net/ (18.01.2013)
Zentrum für Salutogenese: Online im Internet: www http://www.salutogenese-zentrum.de (17.01.2103)

BEI GRIN MACHT SICH IHR WISSEN BEZAHLT

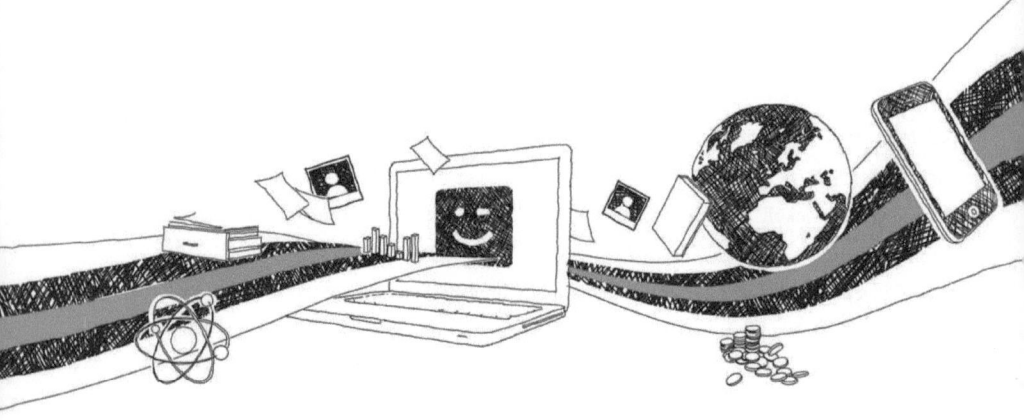

- Wir veröffentlichen Ihre Hausarbeit, Bachelor- und Masterarbeit

- Ihr eigenes eBook und Buch - weltweit in allen wichtigen Shops

- Verdienen Sie an jedem Verkauf

Jetzt bei www.GRIN.com hochladen und kostenlos publizieren

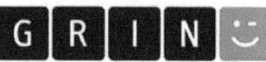